DES
PARASITES CUTANÉS DE L'HOMME,

THÉORIE RATIONNELLE

DE LA CAUSE ET DU TRAITEMENT DES MALADIES DE LA PEAU.

MÉMOIRE COMMUNIQUÉ

A L'INSTITUT, A L'ACADÉMIE DE MÉDECINE
ET AU CONSEIL GÉNÉRAL DES HOPITAUX.

PAR J. HÉREAU,

Ancien médecin des hôpitaux civils et militaires de la ville d'Auxerre ;
ancien médecin de la société de la Charité maternelle et chirurgien titulaire du sixième dispensaire
de la ville de Paris ; ancien chirurgien ordinaire de madame mère de l'empereur ;
ancien premier chirurgien de l'impératrice Marie-Louise ;
inspecteur du travail des enfants dans les manufactures de la ville de Paris.

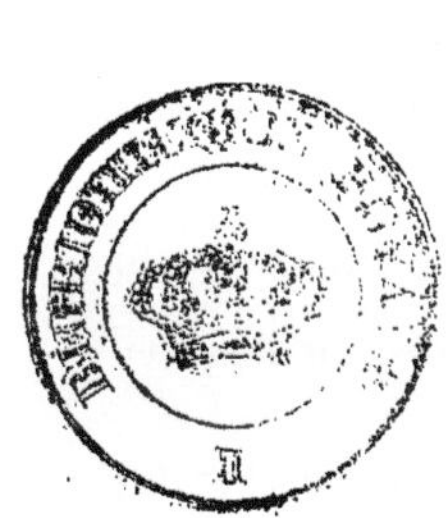

PARIS,

CHEZ BÉCHET JEUNE, LIBRAIRE,
PLACE DE L'ÉCOLE-DE-MÉDECINE.

1842.

A MESSIEURS

LES MEMBRES DE L'INSTITUT, DE L'ACADÉMIE ROYALE DE MÉDECINE
ET DU CONSEIL GÉNÉRAL
DES HOPITAUX ET HOSPICES DE LA VILLE DE PARIS.

Messieurs,

Des faits nombreux que nous avons constatés et dont nous avons patiemment recueilli les observations pendant plus de vingt-cinq années d'exercice, soit dans les hôpitaux, soit dans le cours d'une pratique étendue, il résulte que toutes les maladies connues sous le nom générique de dartres, même les plus graves et les plus invétérées, peuvent être guéries dans un temps moyen de deux mois, quelques-unes même en très-peu de jours, par un traitement peu coûteux, point douloureux, nullement gênant, et dont l'innocuité est complète lorsqu'il est employé par des mains exercées.

Basée sur ces données, la publication de notre *théorie rationnelle de la cause et du traitement des maladies de la peau* n'attend que la sanction d'une expérimentation authentique.

Par ces raisons, et pour donner à nos assertions toute la valeur que nous leur accordons nous-même, et toute l'importance qu'elles méritent sous les rapports de la science et de l'humanité, nous vous prions, messieurs, d'accueillir avec bienveillance le mémoire ci-joint, persuadé que votre suffrage nous serait une recommandation prés de l'administration pour obtenir l'autorisation de faire dans un des hôpitaux de Paris une démonstration publique de la vérité de nos affirmations.

Nous avons l'honneur d'être avec un profond respect, Messieurs,

Votre très-humble serviteur,

Le docteur HÉREAU.

Paris, le 15 mai 1842.

Rue Castellane, n° 6, quartier de la Madeleine.

PREMIÈRE PARTIE.

DE LA CAUSE ET DU TRAITEMENT DES MALADIES DE LA PEAU.

———————•———————

Messieurs :

Le travail que nous venons vous soumettre peut se résumer en ces deux propositions : **Toutes les maladies, anciennement connues sous le nom de dartres, de teigne, etc., aujourd'hui rangées sous les dénominations de flegmasies exanthémateuses, vésiculeuses, bulleuses, pustuleuses, papuleuses, squammeuses, etc., comme la gale, sont dues à des parasites cutanés. Ces maladies, dont la cause est identique, se guérissent par des remèdes semblables : l'intoxication des animalcules qui les produisent.**

Nous espérons, messieurs, que les inductions de l'analogie et les déductions logiques par lesquelles nous nous proposons de vous démontrer la vérité de cette opinion nouvelle sur la cause et le traitement des maladies de la peau, vous paraîtront suffisantes pour justifier l'importance que nous y attachons, sous le rapport de la science et de la pratique. A ce double titre, messieurs, nous sommes assurés que vous ne nous refuserez pas quelques moments de votre attention.

C'est, nous croyons pouvoir l'affirmer, aux idées systématiques qui règnent encore en médecine sur les causes des maladies en général et sur leurs modes de traitement, c'est à ces opinions erronées, appliquées aux affections cutanées, qu'il faut attribuer le défaut de progrès qu'on déplore dans cette importante partie de l'art de guérir. Faute d'unité dans les vues sur l'origine de ces maladies, la plus inextricable confusion s'est introduite dans le langage des nosologistes, la plus déplorable opposition s'est établie dans les moyens de traitement qu'ils ont proposés. Enfin, jusqu'ici, il en a été des dartres comme il en est encore de la plupart des autres maladies, dont on croit avec des mots expliquer la nature et le traitement.

Malgré le grand nombre d'ouvrages qui ont été publiés sur ce sujet, soit en France, soit à l'étranger, la cause des maladies qui nous occupent, et leur traitement rationnel sont toujours restés ignorés ; pas un seul de leurs auteurs n'est sorti de la voie tracée par leurs aveugles devanciers sur un des points de la science qui offre tant d'intérêt. Tous, depuis l'antiquité la plus reculée, tous ont répété que les *affections de la peau sont occasionnées par un vice du sang, une dépravation des humeurs, un virus, une idiosyncrasie, une diathèse*, etc., etc., et c'est sur ces assertions sans preuves, répétées d'âge en âge, c'est sur des données si vagues, admises sans examen, qu'ont été établis les divers systèmes de traitement, jusqu'à ce jour si infructueusement opposés à ces affreuses maladies, un des plus redoutables fléaux qui affligent l'humanité.

Si l'on ne connaissait la puissance des vieilles erreurs, on serait tenté de se demander comment a pu se soutenir si longtemps un édifice appuyé sur un échafaudage aussi fragile ; comment tant d'hommes d'un mérite reconnu, qui ont traité le sujet qui nous occupe, n'ont-ils pas su voir ce qui s'offrait à eux sous tant d'aspects différents ?

Le fait révélateur de la pomme de Newton ne leur a cependant pas non plus manqué, mais leurs déplorables préoccupations les ont empêchés d'en saisir le sens ; l'esprit d'induction leur a fait défaut ; leurs yeux sont restés fermés aux faits d'analogie que leur offraient les phénomènes vulgaires de l'existence des parasites de la peau ; ils sont allés jusqu'à nier, et ensuite ils ont laissé passer l'immense découverte de l'acarus de la gale, si féconde aujourd'hui en aperçus scientifiques, et qui doit être si riche un jour en applications thérapeutiques !

Aussi bien que les végétaux et les animaux, l'homme n'a-t-il pas ses parasites ? Chez lui, comme chez eux, leur existence ne se révèle-t-elle pas par des phénomènes plus ou moins semblables ? Chez les uns et chez les autres, les parties sur lesquelles ils vivent ne deviennent-elles pas le siége de vésicules, de pustules, de tumeurs ou de tubercules plus ou moins volumineux, d'hypertrophies et d'indurations plus ou moins étendues, d'ulcérations plus ou moins profondes ? Enfin, les liquides qui s'en écoulent, en se concrétant, ne donnent-ils pas, suivant les tissus que ces parasites attaquent et suivant les armes dont ils se servent, un aspect *caractéristique* à la maladie dont leurs ravages sont la cause ?

Si donc nous consultons tous les enseignements de l'analogie, si nous en poursuivons les conséquences pour l'application que nous en voulons faire à la cause des maladies qui nous occupent, nous trouvons que comme la gale, l'eczéma ou le prurigo, toutes débutent par des papules ou par des *vésicules* remplies d'un fluide plus ou moins limpide, qui, dans toutes, coïncide avec la sensation d'un prurit augmentant le soir et la nuit ; que, pour toutes, l'influence de la température de l'air ou des corps environnants est des plus manifestes ; apparaissant ou s'aggravant par la chaleur, s'atténuant et disparaissant par le froid, elles sont un fléau endémique aux contrées basses et méridionales, tandis qu'elles sont à peu près inconnues aux pays montueux et froids ; nous remarquons encore que certaines parties, chez les ouvriers qui sont exposés à une chaleur intense, y sont plus sujettes que les autres ; que des professions tout entières en sont constamment préservées ; qu'enfin, et nous osons l'affirmer, elles sont toutes comme la maladie qui nous sert de terme de comparaison, contagieuses, susceptibles d'être inoculées, et guérissables par des moyens semblables.

En faut-il davantage, jusqu'à confirmation *de visu*, pour convaincre de l'identité de la cause dans les unes comme dans les autres de ces maladies ?

Ce n'est donc ni aux aperçus ingénieux de la physiologie végétale, ni aux opinions hasardées de l'art vétérinaire, ni surtout aux hypothèses caduques de la médecine humaine qui, confondant ici, comme presque toujours, l'effet avec la cause, ne voit et ne combat de la maladie que ses phénomènes ; ce n'est point à ces systèmes ruinés que nous demanderons la solution de la question que nous avons entrepris de résoudre sur la nature des affections cutanées : C'EST A L'ENTOMOLOGIE MICROSCOPIQUE QU'EST RÉSERVÉE LA DÉMONSTRATION DU FAIT SUR LEQUEL S'APPUIE LA THÉORIE RATIONNELLE DES MALADIES DE LA PEAU.

Attribuant, *à priori*, la cause des dartres à l'existence d'animalcules plus ou moins semblables à l'insecte qui produit la gale, nous avons dû mettre toute notre application à les découvrir ; mais les vicissitudes qui ont signalé les recherches faites par les expérimentateurs pour constater l'existence de celui-ci, nous attendaient nous-même, et leurs tribulations ne nous ont pas manqué : vus (1), perdus, retrouvés, puis introuvables encore, de guerre lasse, après trente années écoulées en recherches souvent reprises et toujours interrompues, faute d'occasions, d'instruments convenables ou d'habileté à s'en servir, nous nous décidons à livrer notre ouvrage à la publicité. Déterminé par l'importance du sujet et les sollicitations de ceux de nos amis auxquels nous avons communiqué notre idée, et sur le concours desquels nous devons compter pour la

---

(1) Notamment dans le *prurigo*, l'*eczéma* et le *favus*.

continuation de nos recherches, nous laissons à d'autres plus heureux, plus patients ou plus habiles, l'avantage de prouver ce que jusqu'ici, malgré tous nos efforts, nous n'avons encore pu qu'entrevoir.

Après les vues que nous venons d'émettre sur la cause des maladies de la peau, on prévoit aisément le peu d'importance que nous devons attacher à leur diagnostic spécial et à leurs dénominations actuelles. Basée sur des signes aussi incertains que ceux qui ont servi à leur classification, la nomenclature arbitraire, actuellement assez généralement adoptée, sera tôt ou tard remplacée par une *méthode plus naturelle* fondée sur les caractères entomologiques essentiels des êtres qui, tout imperceptibles qu'ils soient encore restés jusqu'ici pour nous, n'en sont pas moins bien probablement l'unique cause (1).

Mais bien du temps s'écoulera sans doute avant que notre espoir soit réalisé. Aussi, tout en déplorant la confusion qui règne aujourd'hui dans la séméiotique de cette importante partie de notre art, nous nous garderons bien de l'augmenter encore en y introduisant celle des modifications dont elle nous paraît, dès aujourd'hui, susceptible.

L'acceptant telle qu'elle est exposée dans l'ouvrage de MM. Cassenave et Schedel, la classification de Willan, qui est la plus généralement répandue, sera celle que nous suivrons pour les exemples que nous aurons à fournir à l'appui de nos résultats d'expérimentation, soit sur la cause, soit sur les moyens de guérison que nous avons adoptés.

DU TRAITEMENT RATIONNEL DES MALADIES DE LA PEAU.

C'est encore avec la lumière précieuse de cette analogie qui existe entre les traces des désordres occasionnés par certains parasites aux végétaux, aux animaux, et notamment à la peau de l'homme, que nous rechercherons les moyens de guérison de ces hideuses infirmités qui, depuis tant de siècles, font le désespoir des malades et des médecins.

En ouvrant un Codex, on trouve dans la partie de cet immense arsenal de la thérapeutique ancienne et moderne des dermatoses, la longue nomenclature des drogues préconisées tour à tour pour combattre des maladies dont la cause jusqu'ici n'avait pas été soupçonnée; contre lesquelles dans le monde chacun propose son arcane; que les charlatans traitent quelquefois avec succès, et dont les médecins ignorent encore le véritable remède. Dans cet amas confus de formules bizarres, il est cependant, à notre point de vue, un haut enseignement. Pour un esprit attentif, il y a quelque chose de significatif dans l'analogie qu'on rencontre entre les moyens adoptés assez généralement contre les dartres, et les procédés d'intoxication qui sont employés vulgairement pour la destruction des parasites connus des végétaux, des animaux et de l'homme (2). Tous ont pour base des

---

(1) À la dénomination trop générale de dermatose, et à celle, beaucoup trop vague, de maladies de la peau, on substituerait celle d'*acarie*, en conservant la terminaison du nom de l'espèce, auquel on ajouterait celui du genre : ainsi on dirait acarie-exanthémateuse-érythème, rougeole, etc., etc., acarie vésiculeuse, miliaire, varicelle, eczéma, gale, etc., etc. *Acaria vesiculosa, miliaria, varicella, eczema,* etc.

(2) On tue les cirons qui dévorent les blés et les graines réservées pour la semence, en les lavant dans de l'eau de chaux ou dans des solutions d'oxydes de cuivre, de zinc, etc. Le procédé de M. Boucherie pour préserver le bois des attaques des larves qui les dévorent, consiste à le pénétrer d'oxydes minéraux ou de soude. C'est avec le soufre, les acides, le mercure, etc., qu'on fait mourir les punaises, les poux du corps, ceux de la tête et ceux qui se logent sur les parties couvertes de poils; un des principaux résultats du boucanage, de la salure, du tannage, de l'embaumement, etc., est de préserver les matières animales des atteintes de leurs parasites naturels, en les pénétrant de sels, d'acides et d'oxydes.

acides, des oxydes et des sels minéraux. L'alun, l'iode, la soude, la chaux, le soufre, les oxydes de zinc, d'arsenic, de cuivre, de mercure, etc., entrent pêle-mêle dans ces incohérentes compositions connues sous les dénominations de décoctions, tisanes, mixtures, solutions, liqueurs, teintures, sirops, poudres, pilules, pâtes, cataplasmes, emplâtres, et surtout dans cette incroyable variété de pommades dont les effets, bons ou mauvais, ne sauraient être attribués à l'un quelconque des ingrédients qui les forment.

Prises isolément, un grand nombre de ces substances employées à l'extérieur sont efficaces; presque toutes pallient, quelques-unes guérissent même les maladies auxquelles on les oppose, lorsque la durée, la dose et le mode de leur emploi sont bien étudiés et bien dirigés; aussi, même en supposant admise notre opinion sur la cause de ces affections, l'application, si simple en apparence, de la théorie rationnelle de leur traitement exigera-t-elle toujours, dans celui qui la voudra faire, un discernement qu'une longue habitude de voir, de comparer et de soigner ces innombrables nuances de maladies, dont les causes sont plus ou moins semblables, peut seule faire acquérir.

Aujourd'hui, dans cette matière, le savoir ne peut plus consister seulement dans l'art d'associer, en de singulières formules, des substances qui se modifient ou même se neutralisent par leurs combinaisons; on ne peut plus se borner à les employer empiriquement, et à prescrire arbitrairement un traitement général et un régime qui répugnent et fatiguent également le malade. Cet art sans base et sans principes n'irait pas plus à notre époque que les autres rêveries des humoristes qu'on s'efforcerait vainement de réhabiliter.

Si c'est en tuant la cause, comme nous le pensons, qu'on guérit la maladie, c'est à obtenir ce premier résultat que doivent tendre tous les efforts du médecin. Mais pour atteindre ce but, quelle est la voie qu'il faudra suivre? Il en est deux : l'une est courte, mais dangereuse pour le malade, et pleine d'écueils pour le praticien ; c'est la destruction instantanée des animalcules, et nécessairement aussi la désorganisation plus ou moins profonde des parties sur lesquelles on opère; l'autre est plus longue, mais aussi plus sûre et tout à fait exempte de périls ; c'est l'empoisonnement lent des parasites, par l'imprégnation, en quelque sorte, des tissus sur lesquels ils vivent, au moyen de substances qui leur sont hostiles. Les charlatans qui, sans le savoir, suivent audacieusement la première de ces voies, obtiennent quelquefois des succès éclatants. Nous garantissons aux médecins qui suivront patiemment la seconde, d'aussi bons résultats, plus certains, et surtout qui ne seront jamais aussi chèrement achetés.

Dans cette multitude de médicaments dits *antiherpétiques,* que nous avons soumis à l'épreuve d'une expérimentation méthodique et patiente, il en est plusieurs qui nous auraient paru mériter, pour l'usage externe, une préférence marquée sur tous les autres, si les graves inconvénients dont leur emploi est trop souvent suivi ne nous en avaient pas détourné. Nous voulons parler des escarotiques, des préparations hydrocyanées, arsenicales, opiacées, etc.; de la plupart des oxydes minéraux, de la plombagine, de la créosote, du sulfure de potasse concentré, et surtout de l'iode; substances qui, lorsqu'elles sont appliquées sur des parties excoriées, ou légèrement ulcérées, peuvent produire des phénomènes généraux d'empoisonnement, ou occasionner des irritations, de vives douleurs, et laisser quelquefois, comme le tatouage, des taches indélébiles ou des cicatrices plus hideuses encore. Le soufre, et surtout le sulfure et le deutochlorure de mercure, sont jusqu'ici de tous les remèdes que nous avons éprouvés contre les maladies de la peau, ou plutôt contre les animalcules qui les occasionnent, ceux que nous pouvons recommander avec l'autorité que donne une longue expérience. Il n'en est réellement aucun autre qui réunisse autant de qualités et qui, dans des mains habiles, offre aussi peu de danger. En poudre, combinés au savon, ou bien dissous dans l'alcool ou dans l'eau, leur préparation est simple et leur emploi facile ; ils sont peu coûteux, leur action est prompte et toujours exempte de douleurs, lorsque la dose est calculée sur la nature et le siége de l'affection ; enfin ils ne laissent jamais aucune trace, ne salissent pas les vêtements et n'ont point du tout d'odeur.

Le haut degré de saturation auquel on peut porter la solution de quelques-unes de ces substances dans l'un ou l'autre des liquides qui leur servent habituellement de véhicule, en rendant leur transport facile, permet de les employer partout et à toutes les doses, sous la forme de bains, de douches, d'ondées, d'ablutions, de lotions ou de collyres.

On peut même prévoir que toutes les excellentes qualités que possèdent ces précieux remèdes permettront de les employer un jour comme des cosmétiques préservatifs des maladies de la peau ; et c'est là surtout le résultat auquel, dès ce moment, devront tendre tous les efforts ; car si jusqu'ici il a été si difficile de guérir ces déplorables infirmités, nous sommes convaincu qu'il serait toujours très-aisé de les prévenir.

Nous croyons en avoir assez dit pour faire connaître les raisons qui nous ont fait adopter le traitement que nous opposons aux maladies qui font le sujet de ce mémoire. Il nous reste maintenant à prouver l'innocuité parfaite, ainsi que l'efficacité constante du remède, et à faire connaître l'art d'en diriger l'emploi. C'est ce qui doit résulter de la lecture des extraits que nous donnons des principales observations que nous avons recueillies sur les résultats du traitement dans chacune de celles des maladies de la peau qui ont fait plus particulièrement l'objet de nos recherches pendant le cours de notre longue pratique, soit dans les hôpitaux, soit ailleurs.

DEUXIÈME PARTIE.

APPLICATION DES MOYENS D'INTOXICATION DES PARASITES CUTANÉS,
RÉSULTATS
DU TRAITEMENT RATIONNEL DES MALADIES DE LA PEAU.

Messieurs :

Pour justifier notre premier titre, *des parasites cutanés de l'homme*, qui est en quelque sorte l'âme de ce travail, nous devrions d'abord appeler votre attention sur les accidents quelquefois assez graves, et plus ou moins semblables à certaines maladies de la peau qu'occasionnent les genres punaises (1), les puces (2), les poux (3); ceux que produisent la *furie* admise par Linnée et le *crinon*, connu de Ettmuller. Mais le récit des curieuses observations que nous avons recueillies sur ce sujet ne saurait trouver place ici. Les bornes prescrites à ce mémoire nous obligeant de nous restreindre à l'exposition des faits pour justifier notre opinion sur les causes des maladies qui en sont l'objet, et sur l'efficacité du traitement que nous y opposons, nous vous prierons seulement de remarquer, messieurs, que dans nos procédés d'application, les moyens les plus efficaces pour détruire surtout ceux de ces êtres qui vivent aux dépens de l'enveloppe extérieure, comme le font les entozoaires aux dépens des organes intérieurs, sont presque tous pris parmi les substances vénéneuses, soit végétales, soit minérales; et que c'est bien moins en agissant immédiatement sur ces parasites eux-mêmes que nous parvenons à les détruire, qu'en imprégnant les tissus qui leur servent en même temps de refuge et d'aliment : c'est là notre règle.

Il ne nous reste plus, messieurs, qu'à vous convaincre de l'excellence de cette méthode, par l'énumération des guérisons qu'elle a opérées dans tous les ordres des maladies cutanées; car c'est, jusqu'ici, le seul moyen que nous possédions pour vous préparer à en admettre les résultats, et à en solliciter avec nous la démonstration authentique.

EXANTHÈMES.

Dans notre manière de voir sur la cause et le traitement des maladies de la peau, l'ordre nombreux des affections exanthémateuses ne se rattache que fort indirectement aux maladies qui font plus particulièrement l'objet de ce mémoire. Nous nous contenterons de mentionner à leur occasion les inductions que l'analogie permettrait de tirer et de la faculté contagieuse bien avérée qu'ont plusieurs d'entre elles, et des résultats dus à quelques-uns des moyens déjà préconisés contre certaines de ces affections, et de ceux que nous avons opposés nous-même avec un succès constant aux dartres proprement dites. Les nombreuses observations sur les résultats de l'emploi des lotions avec l'eau de chaux, et des solutions de sulfate d'alumine, de deutochlorure de mercure, etc., contre les *érythèmes*, l'*érysipèle*, la *roséole*, la *rougeole*, la *scarlatine* et l'*urticaire*, rendent, pour nous, incontestable l'efficacité de cette

---

(1) Cimex lectularius.
(2) Pulex irritans et p. penetrans.
(3) Pediculus humanus capitis. P. corporis, p. pubis.

médication spéciale pour faire avorter les éruptions exanthémateuses ou en hâter la guérison, soit qu'on les considère comme essentielles, ou simplement comme symptomatiques.

VÉSICULES.

MILIAIRE. — L'éruption de la miliaire *dite* symptomatique est un épiphénomène d'une si faible importance au milieu des symptômes graves qui caractérisent les maladies qu'elle complique, qu'on a bien rarement à s'occuper de la combattre; aussi n'avons-nous recueilli qu'un trop petit nombre de faits sur les résultats des moyens que nous y avons quelquefois opposés, pour que nous puissions en rien dire.

Sur 68 cas de miliaire épidémique, nous en avons vu 49 dont l'éruption a avorté du troisième au cinquième jour par l'usage de bains entiers ou de lotions locales avec l'eau de chaux, sans aucune aggravation des symptômes généraux.

VARICELLE. — La bénignité de la varicelle et sa courte durée font que le médecin a bien peu d'occasions d'agir pour en modérer l'éruption ; l'analogie doit faire présumer que dans le cas où on le jugerait utile, il serait facile d'en faire avorter les vésicules par des moyens semblables à ceux qui produisent cet effet sur les autres maladies du même ordre.

ECZÉMA. — De toutes les maladies de la peau, l'eczéma est, sans contredit, l'une des plus fréquentes, l'une des plus tenaces, et celle qui complique le plus ordinairement les autres affections de la même classe. Dans notre recueil d'observations, nous trouvons que sur 280 cas d'eczéma, soit aigus, soit chroniques, 88 des premiers ont été guéris sans traitement général, en un temps moyen de douze jours, et 192 des seconds en moins de quarante jours par des bains ou des lotions d'eau de chaux, des lotions ou des ablutions avec une solution de deutochlorure de mercure, ou par des frictions sur les surfaces malades avec le savon composé (savon, soufre, sulfure de mercure, essence de lavande), que nous nommons *dermophile*.

Nous croyons devoir noter ici, pour les résultats du traitement de cette maladie comme pour celui de toutes les autres, que jamais aucun accident de quelque gravité, qu'on pût raisonnablement attribuer au traitement, ne nous a obligé ou à le suspendre ou à y renoncer, et qu'aucune récidive sérieuse ne nous a mis dans la nécessité de le reprendre.

HERPÈS. — L'apparition éphémère de cette affection et son peu de gravité laissent bien rarement au médecin le temps d'agir. Sur 120 cas de guérison d'HERPÈS, soit *phlycténoïdes*, *labiales*, *préputiales*, *zoster*, *circinnatus* et *iris*, toutes ont été obtenues presque instantanément au moyen de simples lotions locales avec la solution de deutochlorure de mercure.

GALE. — C'est à cette maladie, c'est à la connaissance de sa cause et de son traitement, que nous devons l'idée de la théorie qui depuis trente années nous sert de guide dans l'application des moyens de guérison que nous employons contre les affections cutanées. Ici, la cause est palpable, elle peut être attaquée par des procédés dont les effets sont en quelque sorte visibles. En Espagne, en Italie, en Corse, partout enfin où la gale est comme endémique, on fait pour ainsi dire la *chasse* à l'*acarus* sur les parties du corps qui en sont atteintes, comme on la fait aux poux ; leur intoxication est encore un art peu connu ou au moins peu usité.

Aujourd'hui, pour les hommes éclairés, la gale est une maladie purement locale, contre laquelle il suffit d'employer des remèdes dont l'action se borne à l'extérieur. Pour ne parler que de ceux-là, beaucoup ont été préconisés et sont réellement efficaces. Mais un choix restait à faire, car tous ont dans leur application de graves inconvénients ; un grand nombre d'entre eux sont des poisons ou des caustiques, qui ne sauraient être sans danger étendus sur de larges surfaces ; les plus usités salissent le linge et portent une odeur fort désagréable, qui révèle infailliblement le traitement dont ils font la base.

Parmi les oxydes et les sels minéraux qui, dissous dans l'eau, n'ont aucun de ces inconvénients lorsqu'ils sont bien administrés, il en est quelques-uns auxquels l'expérience nous a fait accorder la préférence. Leur action intoxicante, qui est des plus rapides sur les animalcules parasites, est constamment inoffensive pour le malade sur lequel on les emploie.

Sur plus de 1,800 malades que nous avons soumis à un traitement méthodique, 950 ont été guéris dans un temps moyen de six jours par l'eau de chaux employée en bains, en ondées, en lotions et en ablutions, une ou deux fois chaque jour; 480 ont été guéris en moins de quatre jours par les embrocations avec le savon composé, répétées deux fois chaque jour; 370 ont été guéris en trois jours par des lotions locales avec la solution de deutochlorure de mercure.

BULLES.

Aux affections *bulleuses* nous n'opposons jamais qu'un seul moyen de traitement, mais il nous a toujours parfaitement réussi; ce sont les bains d'eau de chaux, soit locaux, soit généraux.

Pemphigus. — Les 143 cas de pemphigus, soit aigus, soit chroniques, que nous avons traités par l'eau de chaux seulement, ont tous guéri dans un temps moyen de dix jours, sans récidive ni accident.

Rupia. — 132 cas de *rupia simplex*, *rupia proeminens*, et *rupia escarotica*, ont guéri en douze jours, par des moyens semblables à ceux que nous opposons aux pemphigus. Les ulcérations de mauvaise nature qui succèdent souvent au rupia escarotica, et qui en retardent la guérison, se cicatrisent rapidement par l'emploi continué des lotions qui ont procuré la résolution des bulles.

PUSTULES.

Variole. — Pendant l'épidémie de variole qui a régné dans le courant de l'été 1824 et subséquemment, sur 74 malades de l'hôpital, de la ville et des communes environnantes, atteints soit de variole confluente ou discrète, soit de varioloïde, dont au moment de l'invasion nous avons soumis partiellement soit une main, soit un pied, soit le visage, soit le cou, au traitement par les bains locaux d'eau de chaux, chaude ou froide, et par les aspersions ou les lotions avec la solution de deutochlorure de mercure; dans 23 cas nous avons vu l'éruption, déjà bien caractérisée, avorter complétement sur les parties soumises à l'expérience, sans aucun accident.

Chez tous les autres, hommes, femmes, enfants ou vieillards, il y a eu perturbation dans la marche habituelle de la maladie; les pustules ont été tellement modifiées, soit dans leur grandeur, leur forme et leur durée, qu'il y avait évidemment transformation de cette affection en une autre, mais plus éphémère, simplement *érythémateuse*, quelquefois *papuleuse* ou *vésiculeuse*, et le plus souvent varioloïdiforme.

L'intérêt immense qui se rattache aux résultats de ces premiers essais ne nous permet pas d'oser en rien conclure; en appelant sur eux l'attention des médecins, nous croyons assez faire aujourd'hui pour un sujet qui, du reste, ne touche que très-indirectement à l'objet essentiel de ce mémoire.

Vaccine. — Nous réservons pour le moment où nous publierons notre livre *sur les parasites cutanés et la théorie rationnelle de la cause et du traitement des maladies de la peau*, les curieuses observations que nous avons faites à l'occasion de l'action de certains agents sur le vaccin.

Ecthyma. — 75 cas d'ecthyma soit partiel, soit général, ont guéri dans un temps moyen de dix-huit jours par les bains généraux ou locaux d'eau de chaux, chaude ou froide, et par des embrocations générales ou partielles avec le savon composé. Les ulcères qui persistent souvent après la chute des croûtes d'ecthyma invétéré, cèdent assez facilement à l'usage de lotions avec l'eau de chaux.

Dans aucun cas nous n'avons vu ce traitement être accompagné ou suivi d'accidents généraux qui aient dû nous obliger à le modifier ou à le suspendre ; si des récidives ont eu lieu, elles ne sont pas venues à notre connaissance.

Impetigo. — De toutes les affections pustuleuses, l'impetigo est assurément une de celles qui se présentent le plus fréquemment à l'observation du médecin. Si elle n'est la plus dangereuse, elle est au moins l'une des plus variées des maladies de la peau. Les auteurs modernes en admettent six espèces, qui se distinguent par des caractères assez tranchés : l'impetigo *figurata*, l'*impetigo sparsa*, l'*impetigo érysipélatode*, l'*impetigo rodens*, l'*impetigo larvalis* et l'*impetigo granulata*.

Dans le traitement que nous opposons à cette affection, quel que soit le genre auquel elle appartienne, nous nous servons toujours des mêmes remèdes ; seulement pour la dose, la forme et le mode d'administration, nous avons égard à l'âge du malade, au siége et à l'étendue de la maladie, et à son état d'acuité ou de chronicité.

Sur 1,300 cas d'impetigo que nous avons soumis à un traitement régulier, 700 ont été guéris en un temps moyen de dix-neuf jours ; 380 en huit jours, et 220 en trois jours, par les bains généraux ou locaux d'eau de chaux, par le savon composé en poudre ou dissous dans l'eau et l'huile, et par la solution de deutochlorure de mercure en lotions, une ou deux fois par jour. Dans aucune de nos notes nous ne trouvons mention d'accidents ou de récidives récentes.

Acné. — De toutes les maladies de la peau, l'acné est assurément la plus commune. Quoique peu grave, elle est cependant l'une des plus désagréables, à cause de son siége le plus habituel ; c'est aussi l'une des plus tenaces contre les traitements ordinaires.

Des différentes variétés de cette affection, savoir : l'*acne simplex*, l'*acne sebacea*, l'*acne indurata*, l'*acne rosacea*, les deux dernières sont à peu près les seules contre lesquelles les avis du médecin soient quelquefois réclamés.

Le relevé de plusieurs centaines de cas des différents genres de cette maladie nous donne pour résultat des guérisons toujours promptes et durables par l'emploi des ablutions d'eau de chaux, par les embrocations avec le savon composé, et surtout au moyen des lotions avec la solution de deutochlorure de mercure.

Mentagre. — La mentagre, si incommode, si hideuse quelquefois, et toujours si rebelle aux divers traitements usités aujourd'hui, guérit promptement et sûrement par les ablutions d'eau de chaux, les embrocations avec le savon composé ou les lotions avec la solution de deutochlorure de mercure.

Sur 108 guérisons de mentagre récente ou ancienne, 69 ont été obtenues en dix jours, et 39 en cinq jours seulement, par l'un ou l'autre de ces moyens.

Porrigo. — Le porrigo est une des maladies de la peau les plus hideuses, les plus graves, et l'une de celles qui, jusqu'ici, se sont montrées les plus rebelles aux différents traitements connus ou secrets.

Sans attacher aucune importance aux distinctions qui ont été établies par les auteurs entre les différentes variétés de cette maladie ; qu'il y en ait en effet six suivant Willan, qu'il n'y en ait seulement que deux suivant Biett, toujours est-il que, contre les unes et les autres, le traitement que nous y avons opposé, quoique toujours à peu près le même, a été constamment suivi des plus heureux résultats. Des bains d'eau de chaux, si l'affection est générale, ce qui est bien rare, de simples lotions avec la même eau, ou avec la solution de deutochlorure de mercure, si la maladie est peu étendue ; et le plus souvent la poudre ou le savon composé, lorsque l'affection est bornée à la tête, nous ont toujours suffi pour guérir les plus récentes, comme les plus anciennes et les plus dégoûtantes de ces déplorables maladies.

Sur 287 cas de guérison de *porrigo*, soit *favosa*, soit *scutulata*, 180 ont été guéris en un temps moyen de neuf jours par ces seuls procédés, et 107 en dix-neuf jours, sans qu'aucune complication ni récidive nous ait jamais mis dans le cas de modifier le traitement que nous suivons toujours.

PAPULES.

Les différents genres de *lichen* et de *prurigo* qui constituent cette classe des affections de la peau, sans en être les plus graves, en sont peut-être les plus incommodes et les plus tenaces par les traitements ordinaires, soit à l'état aigu, soit à l'état chronique ; nous avons toujours combattu par les mêmes moyens et avec un égal succès toutes les diverses variétés de cette affection.

468 cas de ces *lichens*, connus sous les noms de *lichen simplex, lichen pilaris, lichen lividus, lichen circumscriptus, lichen gyratus, lichen urticatus, lichen strophulus,* intertinctus, confertus, volaticus, albidus, le lichen agrius, et même le lichen syphilitique, ont été guéris dans un temps moyen de vingt-deux jours ; quelques cas même l'ont été en deux et trois jours seulement, sans aucun autre moyen que les bains généraux ou locaux d'eau de chaux, les lotions avec la solution de deutochlorure de mercure, et les embrocations avec le savon composé.

148 cas de *prurigo*, soit prurigo mitis, soit prurigo formicans, soit prurigo senilis sur des individus d'âge et de sexe différents, et présentant les variétés de siége et de complication qui lui ont valu les noms de prurigo *des parties génitales*, *podicis* et *pedicularis*, ont cédé radicalement en moins de huit jours aux moyens employés contre le genre précédent.

SQUAMMES.

Jusqu'ici, et seulement dans quelques cas bien rares, il nous a paru utile d'employer à l'intérieur plusieurs de ces préparations pharmaceutiques dont on n'a que trop abusé ; mais c'est surtout dans ces redoutables affections qui font le sujet des dernières observations dont nous donnons ici le résumé qu'on peut établir sur leur concours avec le traitement externe, les espérances de guérison les mieux fondées ; non pas que nous croyions devoir les employer pour conjurer le danger des prétendues métastases du *vice dartreux*, le plus affreux des spectres de cette effrayante fantasmagorie que l'ignorance ou le charlatanisme a jamais offert à la crédule imagination des malades. A notre point de vue, ce serait une absurdité, ou qui pis est, un mensonge. Seulement l'art d'associer ces drogues et de les administrer aura longtemps encore ses mystères, qu'une sorte d'initiation pourra seulement faire connaître, et des difficultés qu'une longue expérience enseignera seule à surmonter.

Sur 273 cas de *lèpre*, de *psoriasis*, soit *psoriasis guttata, psoriasis diffusa, psoriasis inveterata, psoriasis gyrata ;* et de *pityriasis*, soit *pityriasis rubra, pityriasis versicolor, pityriasis nigra,* dont étaient atteints des individus d'âge et de sexe différents, 158 ont été guéris en temps moyen de vingt-huit jours, et 115 en onze jours, par nos moyens habituels, c'est-à-dire, par les bains d'eau de chaux, généraux ou locaux, les onctions avec le savon composé ou les lotions avec la solution de deutochlorure de mercure, et à l'intérieur, pour les cas les plus graves, soit les solutions de *Pearson*, de *Fowler*, ou la liqueur *arsenicale* de Biett et celle de deutochlorure de mercure de Wanswieten, dont l'action sur l'enveloppe tégumentaire est des plus manifestes.

Quant à l'*ictiose*, que Willan et Bateman ont rangée dans l'ordre des squammes, et qui n'appartient pas plus à notre sujet que les *nœvi*, les *vitiligo*, les *lentigo*, les *phyma*, les *verruca*, etc., etc., ne devraient appartenir aux dermatoses d'Alibert, nous dirons seulement que nous possédons plusieurs curieuses observations de cette singulière affection guérie par l'emploi de la chaux, dont l'action sur les ongles, les cheveux, les poils et l'épiderme est bien connue.

TUBERCULES.

Les maladies qui ont été rangées dans cet ordre s'offrent bien rarement dans nos climats à l'observation du médecin ; l'*éléphantiasis des Grecs*, le *frambœsia* et le *molluscum*, qui sont des affections des contrées intertropicales, ne se rencontrent guère chez nous que sous des aspects et avec des degrés de gravité plus ou moins différents de ceux qui les caractérisent dans les régions équatoriales. Dans ces hideuses maladies, l'analogie, qui nous a jusqu'ici servi de guide pour le choix des moyens de guérison, ne nous est plus que d'un faible secours. Ici ce n'est plus seulement la peau qui est le siége du mal ; les tissus sous-jacents, et souvent les os eux-mêmes s'y trouvent compromis. Cependant les plus anciens auteurs et les traditions modernes s'accordent à signaler les substances vénéneuses, végétales ou minérales, les plus énergiques, comme pouvant être employées ici, avec avantage, soit à l'intérieur, soit à l'extérieur.

Un trop petit nombre de faits nous sont passés sous les yeux, pour que nous nous hasardions à en rien conclure.

MACULES.

Nous l'avons déjà dit, les *lentigo*, les *nœvi*, l'*albinisme* et le *vitiligo*, n'ont point leur place ici ; seules de cet ordre, les éphélides constituent une maladie qui appartient à notre sujet. Peu grave, cette maladie cède aisément à nos moyens ordinaires : l'eau de chaux, le savon composé, et la solution de deutochlorure de mercure. Quant à la coloration qui est due à l'usage du nitrate d'argent, et dont on a fait une maladie rangée dans l'ordre des macules, nous dirons à son sujet que l'incroyable abus qui a toujours été fait et que l'on fait encore aujourd'hui dans le traitement général des maladies de la peau, des purgatifs et des prétendus dépuratifs sous toutes les formes, nous avait, conformément à notre manière de voir, longtemps fait rejeter toute cette multitude de préparations empiriquement administrées à l'intérieur. Mais, plus tard, frappé du fait de la coloration des os par le pastel et la garance, et surtout de celui si remarquable de la teinte bronzée que contracte la peau des personnes qui, pendant quelque temps, ont pris du nitrate d'argent, nous comprîmes tout le parti que, toujours à notre point de vue, on pourrait tirer de l'administration à l'intérieur des substances qui, en arrivant jusqu'à la peau avec leur propriété intoxicante, en seconderaient merveilleusement l'emploi à l'extérieur. C'est seulement de ce jour que, dans les cas graves et tenaces, nous nous aidons du concours de quelques-unes de ces préparations que l'expérience a fait préconiser par les auteurs, comme de précieux antiherpétiques.

A cette occasion et sous ce dernier rapport, il nous sera permis de faire remarquer quelle peut être dans un traitement méthodique de ces fâcheuses et si communes maladies, l'influence du régime diététique, dont l'utilité préventive paraît avoir été connue des législateurs de l'Orient.

LUPUS.

De toutes les maladies de la peau, le *lupus* est avec trop de raison la plus redoutée ; son aspect, son siége le plus habituellement au visage, ses ravages, ses traces et sa ténacité, en font, en effet, une des affections cutanées les plus graves ; mais heureusement elle est aussi l'une des moins communes. Quand elle est prise à son début, l'expérience nous a appris qu'elle guérit aussi aisément que les autres par les moyens simples que nous opposons à toutes les maladies de cette classe ; mais lorsque le lupus a pour ainsi dire pris racine sur les lieux où il s'est implanté, alors c'est seulement par la combinaison méthodique du traitement général et des topiques employés avec discernement et une sage patience, qu'on peut arriver à une guérison que trop souvent nous avons vue manquer faute de persévérance de la part du malade, et quelquefois de la part du médecin lui-même.

19 cas de lupus récent, chez des individus d'âge et de sexe différents, ont guéri en moins de quarante jours par l'usage de nos topiques ordinaires ; et 23 bien plus graves et bien plus anciens ont cédé à ces mêmes moyens employés à l'extérieur, mais auxquels, neuf fois, nous avons dû ajouter plusieurs applications successives de la pâte du frère Côme, toutefois sans excision préalable. Dans les uns comme dans les autres de ces cas, nous avons saturé, pour ainsi dire, les malades de préparations sulfureuses, et le plus souvent de soufre en nature, qui, de toutes les substances médicamenteuses, est l'une des plus inoffensives, et celle aussi qui cause le moins de dégoût et inspire avec raison le moins d'inquiétude à ceux qui doivent être longtemps soumis à son action.

PELLAGRE.

La pellagre est, dit-on, une maladie endémique et particulière à la Lombardie ; hors de ces limites, les médecins n'ont plus guère d'occasion de l'observer. La localité et les classes sur lesquelles elle sévit, les époques constantes de son invasion, celles de sa plus grande intensité et de son intermittence ; la constante coïncidence des mêmes symptômes d'affection des organes intérieurs, et de ceux dont la peau est en même temps le siége, permettent de se demander lesquels de ces désordres sont essentiels, lesquels ne sont que symptomatiques, ou peut-être simplement concomitants. Suivant nous, c'est encore là une grave question à résoudre. S'il nous était permis d'établir une comparaison entre une maladie que nous ne connaissons que par la description qu'en ont laissée les auteurs, ou par les récits qui nous ont été faits par des médecins qui l'ont vue, nous trouverions dans l'analogie des accidents généraux qui caractérisent cette fâcheuse affection, et ceux qui accompagnent certaines éruptions générales de psoriasis, d'impetigo, de pompholix, etc., et surtout ceux que nous avons remarqués nous-même dans plusieurs cas d'ictioses très-étendues, des raisons pour croire que les organes intérieurs ne sont atteints que consécutivement, et que c'est surtout à la maladie de la peau qu'il faut d'abord s'attacher. Du reste, notre ignorance en ce qui concerne cette maladie ne nous permet pas d'exprimer une opinion dont on puisse rien conclure, soit sur l'origine, soit sur l'essentialité de l'affection des uns ou des autres organes atteints, et moins encore, sans doute, sur le traitement à employer.

BOUTON D'ALEP.

Le bouton d'Alep est encore une de ces maladies cutanées qui, cantonnées dans un pays, fournissent ailleurs de bien rares occasions de l'observer. Le climat où elle est endémique, son aspect, le tissu qu'elle affecte, sa durée et les moyens qui sont employés sur les lieux pour sa guérison, nous font présumer que son origine est identique à celle que nous reconnaissons aux autres maladies de la peau, et que les uns ou les autres des moyens qui guérissent ces dernières guériraient également celle-là.

SYPHILIDES.

Sans vouloir rien préjuger sur l'origine et la nature des éruptions connues sous le nom de syphilides, nous devons dire que le traitement par lequel nous les avons toujours combattues est en tout conforme à celui que nous opposons aux autres affections de la peau, et que les mêmes heureux résultats ont constamment suivi nos efforts.

PURPURA.

C'est seulement pour ne pas laisser une lacune dans l'énumération généralement admise des maladies de la peau, que nous mentionnons l'affection pétéchiale connue sous le nom de *pourpre ;* ses trois variétés (pourpre simple, pourpre hémorrhagique, pourpre contagieux) n'offrent aucun caractère essentiel qui les rattache à la nombreuse classe des maladies qui font l'objet de ce travail déjà trop long peut-être, et que nous avons hâte de terminer.

ÉLÉPHANTIASIS DES ARABES.

L'éléphantiasis des Arabes, comme on le sait, n'a rien de commun que le nom avec cette autre maladie qu'on appelle éléphantiasis des Grecs. Le peu que nous avons dit de l'une, nous le redirons de l'autre, c'est-à-dire que par ses caractères symptomatiques elle sort tout à fait du cadre que nous nous sommes tracé ; d'ailleurs, à peu près étrangère à nos climats, elle a été pour nous l'objet de trop rares observations pour qu'il nous ait été possible d'asseoir un jugement sur sa cause et son traitement.

KÉLOÏDE.

Le petit nombre de cas que nous avons eu occasion de voir de cette singulière affection, et l'ignorance dans laquelle nous sommes resté quant au résultat du traitement qui leur était opposé, ne nous ont pas permis de nous former une opinion à son sujet.

` BOUTON CHANCREUX.

En réintégrant parmi les affections cutanées le bouton chancreux ou *noli me tangere,* nous obéissons à une loi d'analogie qui nous fait trouver entre cette maladie et celles dont nous avons parlé une conformité de signes diagnostics et de moyens curatifs qui ne permet pas de l'en séparer. Son siége, son invasion, ses progrès, son aspect à ses différentes phases et le succès des applications caustiques dans son traitement ; tout concourt à ce qu'il soit maintenu au nombre des plus graves maladies de la peau.

Nous avons exercé pendant plusieurs années dans un pays où l'affection dont nous parlons est très-commune, parmi la classe des vignerons surtout ; nous pouvons affirmer que le plus grand nombre des cas que nous avons observés à leur début, et que nous avons soumis au traitement que nous opposons aux autres maladies de la peau, ont guéri sans les excisions préalables qui sont si douloureuses, qui laissent après elles des cicatrices si difformes, et qui effrayent tellement les malades que beaucoup d'entre eux laissent aggraver leur maladie, qui devient incurable, ou bien se résignent à périr en se laissant dévorer par elle.

CONCLUSION.

Les deux propositions au moyen desquelles nous avons résumé NOTRE THÉORIE RATIONNELLE DE LA CAUSE ET DU TRAITEMENT DES MALADIES DE LA PEAU, vous l'avez remarqué, messieurs, renferment une question de science, une question de pratique et une question d'intérêt purement administratif; quoiqu'elles s'enchaînent l'une à l'autre, ces opinions sont cependant parfaitement distinctes, et si l'une, la première, ne vous paraissait pas encore suffisamment justifiée, nous espérons que les deux autres, par l'exposition succincte que nous venons de vous faire des résultats de notre longue et patiente expérimentation, vous auront paru mieux démontrées.

Vous avez également apprécié, messieurs, notre prudente réserve en parlant des substances médicamenteuses que nous employons. C'est de la connaissance ou de l'ignorance de leurs doses, de leur association, de leur action, de la durée et du mode de leur emploi, que, dans cette thérapeutique spéciale, comme pour les autres maladies, dépend le résultat du traitement; mais tout en cherchant à vulgariser, pour ainsi dire, les moyens de prévenir ou de guérir ces hideuses infirmités, nous avions aussi à éviter, dans des communications qui auront de la publicité, le danger de livrer à l'impatience des malades, à la légèreté des personnes du monde ou à la cupidité des charlatans, des secrets qu'il n'appartient qu'à l'étude de faire acquérir.

C'est maintenant à votre concours, messieurs, qu'il nous reste à en appeler pour obtenir l'autorisation d'une démonstration authentique sur un sujet qui intéresse à tant de titres la science, l'administration et l'humanité.

De notre côté, pour hâter le jour où la théorie, dont nous proposons l'application à la pratique, sera admise dans le domaine des idées courantes, à la rentrée prochaine, dans un cours que nous avons préparé, nous ferons publiquement subir aux idées qui font la base du travail que nous venons d'avoir l'honneur de vous soumettre, une épreuve clinique, la pierre de touche la plus infaillible de tous les systèmes.

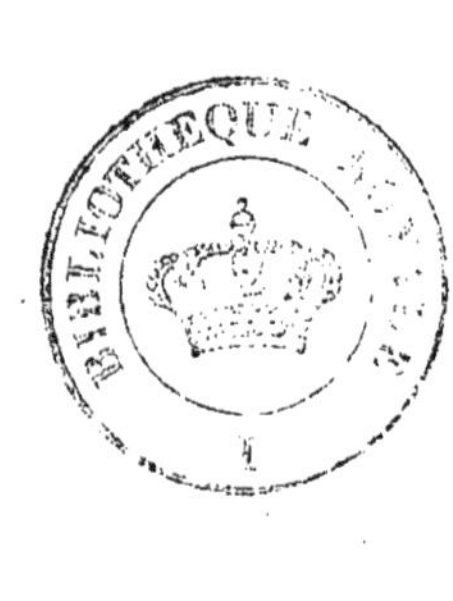